NOTICE PRATIQUE

SUR LES

MALADIES DE LA PEAU

SUIVI D'UN NOUVEAU MODE D'ENVISAGER

ET DE GUÉRIR

CERTAINES MALADIES DES FEMMES

PAR

Le docteur BONNIÈRE

PROFESSEUR DE THÉRAPEUTIQUE, MATIÈRE MÉDICALE ET PHARMACOLOGIE

(Arrêté ministériel du 5 juillet 1861.)

6e ÉDITION ENTIÈREMENT REFONDUE

Prix : 60 centimes

PARIS

CHEZ L'AUTEUR

81, BOULEVART SÉBASTOPOL (RIVE DROITE)

ET CHEZ TOUS LES LIBRAIRES

1865

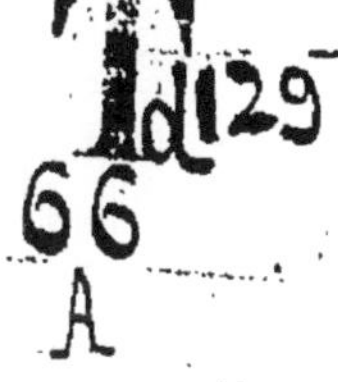

NOTICE PRATIQUE

SUR LES

MALADIES DE LA PEAU

SUIVI D'UN NOUVEAU MODE D'ENVISAGER

ET DE GUÉRIR

CERTAINES MALADIES DES FEMMES

PAR

Le Docteur BONNIÈRE

PROFESSEUR DE THÉRAPEUTIQUE, MATIÈRE MÉDICALE ET PHARMACOLOGIE

(Arrêté ministériel du 5 juillet 1861.)

PARIS

CHEZ L'AUTEUR

84, BOULEVARD SÉBASTOPOL (RIVE DROITE)

ET CHEZ TOUS LES LIBRAIRES

—

1865

DU MÊME AUTEUR

Les maladies vénériennes et leur traitement sans mercure. Un volume in-18.

L'hygiène des vêtements. Un volume in-8.

Traité pratique des maladies de la matrice. Un volume in-8 de 750 pages.

SOUS PRESSE

Les maladies de la peau d'origine syphilitique et scrofuleuse.

PARIS. — IMP. V. GOUPY ET Ce, RUE GARANCIÈRE, 5.

PRÉFACE ET DÉDICACE

AU PUBLIC

Sic vos nunc vobis....

Le médecin qui veut faire profiter l'humanité du fruit de ses recherches se trouve placé dans une fâcheuse situation : s'il rend ses procédés publics en les confiant à l'Académie de médecine, il perd tous les fruits de ses travaux; attendu qu'il se trouve là des spécialistes prêts à les exploiter pour leur propre compte, lesquels en retireront honneur et profit, tandis que le nom de l'intéressé restera ignoré et inconnu de ceux-là même qui jouiront du bienfait de sa découverte.

S'il s'adresse au public, s'il lui confie le fruit de ses labeurs, un haro formidable de réprobation s'échappe de la bouche de ses confrères; il semblerait que les secrets de la médecine ne doivent être révélés qu'aux initiés, et que ce soit un crime pendable de prendre le public pour juge et témoin; et cependant, dans les autres professions, qui s'aviserait de trouver mauvais qu'un inventeur veuille profiter le premier du fruit de son invention ?

En médecine, les usages ont été imposés par l'Académie : tout devrait passer par son canal ; quelques-uns y trouveraient leur compte, car ils pourraient passer dans une douce quiétude un temps largement rémunéré, à s'acquérir gloire et fortune en mettant en œuvre les grandes ou petites inventions qui leur sont confiées chaque jour par la troupe des travailleurs.

Il est temps de secouer le joug de ces abus, de ce vasselage médical ; que chacun se fasse rendre justice en s'adressant au public, en publiant à la face de tous le résultat de ses travaux, et alors il sera rendu à César ce qui appartient à César, — et à chacun ce qui n'appartient pas à l'Académie.

Et dès à présent nous revendiquons la priorité de la *découverte* de la *médication ammoniacale* page 55), de la *médication acide* (page 47), de l'emploi du *chlorure d'or acide*, de l'*acide chromique*, de l'*acide phénique*, du *bichromate de potasse*, etc., dont les résultats sont publiés dans cette brochure.

Docteur BONNIÈRE.

INTRODUCTION

Toutes les causes qui peuvent amener une altération du sang ou, selon l'expression vulgaire, des *humeurs*, peuvent devenir le point de départ d'une maladie de la peau.

En effet, la peau est, de tous les organes du corps humain, celui qui est le plus spécialement chargé de l'élimination des principes morbides de l'économie, par le moyen de la transpiration.

Chacun sait les heureux résultats produits, dans une foule de cas, par une sueur abondante, soit qu'elle agisse en prévenant l'invasion d'une maladie grave, soit qu'elle serve de moyen curatif, lorsque cette maladie est déjà déclarée ; enfin, on connaît les dangers d'une répercussion sudorale, *d'une sueur rentrée*; je n'insisterai pas sur ce point.

Admettons donc qu'il existe une viciation du sang quelconque. Les glandes cutanées sont chargées d'éliminer le produit morbide; celui-ci arrive à l'extrémité de leurs conduits, à la superficie de la peau; l'épiderme en est imprégné; comme cette sueur jouit de propriétés irritantes, son séjour prolongé déterminera une irritation des parties voisines, leur inflammation, ou même leur ulcération; le degré de la lésion sera proportionné à la résistance des tissus ; et cette résistance des tissus a elle-même pour modérateur la résistance des forces générales de l'individu, à savoir son tempérament et sa constitution.

D'un autre côté, la nature et l'importance de la lésion varieront encore avec la nature et l'énergie de la viciation du sang.

Prenons un exemple.

Un individu se trouve sous l'influence de la syphilis : à part cette circonstance, il est d'un tempérament vigoureux et d'une constitution saine. Pendant un certain temps le mal couve ; nul symptôme extérieur ne se présente ; cependant le sang est vicié; comme un ferment, le virus a étendu partout son action ; au bout de cinq à six semaines, cette altération de l'économie est devenue telle que l'élimination des principes malsains doit s'opérer ; les glandes cutanées sont chargées de cette fonction ; la présence du produit morbide détermine une irritation de la peau ; c'est le premier des accidents secondaires, la roséole.

Plus tard la constitution du malade a été modifiée par la présence du virus ; la résistance vitale est moins grande, les principes morbides ont pu se développer plus facilement, double raison pour que les accidents cutanés soient plus graves, plus profonds ; c'est la seconde période des accidents secondaires, pustules ou boutons syphilitiques, ulcérations superficielles de la peau et des muqueuses. Enfin, dans une période plus avancée, la même progression continue ; les accidents ont alors un caractère redoutable, qui témoigne de l'altération profonde qu'a éprouvée l'organisme.

Nous n'admettons que trois *ordres* de lésions humorales pouvant produire des maladies de la peau : le vice dartreux ou herpétique, le vice syphilitique et le vice scrofuleux. Nous savons qu'on a décrit d'autres affections auxquelles on a voulu attribuer la production de maladies cutanées permanentes ; mais, jusqu'à présent, les auteurs de ces théories n'ont pu fournir pour preuves que leurs assertions *paternelles*, et, en médecine, cela ne suffit guère.

L'ingestion de certains aliments ou de quelques médicaments détermine bien la production de quelques éruptions cutanées : ainsi les moules, les crevettes, les coquillages, les fraises, etc., peuvent produire une fièvre passagère avec un urticaire de la peau, dus au mélange d'un principe irritant avec le sang ; mais ce qui les distingue des maladies dartreuses, c'est précisément leur instabilité : au bout de quelques heures elles disparaissent et ne se reproduisent que si l'on vient à faire usage de nouveau des mêmes substances.

Mais, outre ces maladies, dépendant d'un vice humoral, la peau, comme tous les autres organes, peut subir des altérations de forme, de couleur, de consistance, d'élasticité, qui constituent de véritables difformités.

Ce traité sera surtout consacré à l'étude des maladies cutanées qui ne dépendent pas d'une viciation des humeurs, et aux maladies de nature dartreuse ; nous ne ferons qu'indiquer en passant celles qui ont une origine syphilitique ou scrofuleuse, attendu qu'elles feront l'objet d'un travail que nous publierons incessamment.

Avant de commencer l'étude des maladies de la peau, il est nécessaire de donner l'explication de quelques termes qui se rencontreront fréquemment dans le cours de cette brochure, et sur lesquels les auteurs ne sont pas d'accord. C'est donc notre opinion que nous donnons sur le sens à attribuer à chacun de ces mots ; la discuter nous mènerait trop loin.

1° TEMPÉRAMENT. Ce terme nous servira à désigner les aptitudes, les états particuliers des individus, qui font que tel est ou n'est pas habituellement disposé à la suppuration, à l'ulcération, à la suite d'une blessure ; qu'on n'est pas facilement atteint d'inflammation des muqueuses, d'accidents syphilitiques ; enfin *cet état qui fait que les accidents de ce genre offrent des manifestations différentes selon les individus*.— Ce fait admis aujourd'hui par la plupart des médecins, et entre autres par M. Robin, dont la compétence ne sera niée par personne, est un des points d'appui de notre système.

2° Constitution. On entendra par ce mot l'état actuel de l'individu : c'est le résultat de l'action de causes nombreuses sur l'économie qui ont modifié celle-ci. Ainsi, à la suite d'hémorrhagies ou de maladies, un homme d'un *tempérament* sanguin verra sa *constitution* délabrée ; cet exemple fait mieux ressortir la différence que nous établissons entre ces deux mots que toutes les explications que nous pourrions donner.

3° Affections. Nous donnons ce nom à toute altération du sang ou des humeurs, d'une nature quelconque, dartreuse, inflammatoire, bilieuse, etc., qui se manifestera par des lésions des tissus ou des autres parties de l'organisme.

4° Maladies. La maladie est la manifestation de l'affection sur un point quelconque du corps.

Un exemple de la réunion de ces divers termes : Un homme d'un *tempérament* sanguin voit modifier sa *constitution* par l'introduction d'un principe morbide quelconque, dartreux ou syphilitique ; pendant un certain temps l'*affection* organique ou la viciation du sang reste inaperçue ; mais enfin elle se manifeste par des *maladies* qui siégent sur la peau ou sur les muqueuses.

5° DARTRES, VICE DARTREUX, HERPÉTIQUE. Nous attachons à ces mots l'idée suivante : ce sont des maladies de la peau qui dépendent d'une altération des fluides de l'organisme autre que les altérations scrofuleuse et syphilitique, quelle que soit, du reste, sa cause, ou son point de départ. — Je ne parle pas du vice arthritique qui n'est admis que par l'auteur dans le cerveau duquel il a germé, M. Bazin, lequel a tenu absolument à faire croire aux autres, ou, au moins, à se persuader à lui-même qu'il avait, dans sa vie, découvert ou inventé quelque chose de sérieux. Il est vrai que cet auteur, qui proclame son impuissance d'une manière assez curieuse dans la plupart de ses livres (voir p. 63, 64, 65, 66 et 67 de cette notice) revendiqua aussi jadis la paternité de la méthode épilatoire par la pince, dans le traitement des maladies cutanées parasitaires ; mais dans ses derniers ouvrages, il a complétement changé de ton et avoue n'avoir fait que suivre un procédé connu trois cents ans avant lui !

Quant aux autres auteurs dont il est question dans cette brochure, leur bonne foi scientifique est prouvée par l'aveu constant qu'ils font de leur peu de pouvoir sur les maladies de la peau ; lisez leurs ouvrages et à chaque pas vous constaterez cette impuissance dont ils parlent comme d'une chose toute naturelle, tellement *l'idée d'incurabilité est liée dans leur esprit à celle d'affections cutanées.*

Aussi, si nous avons cité leurs noms, nous ne l'avons fait que forcés par la nécessité de démontrer qu'il fallait sortir des ornières où ils pataugent, embourbés depuis plusieurs siècles ; il fallait constater leur impuissance pratique, la faire toucher du doigt et pour cela il était nécessaire de faire connaître leurs opinions personnelles et nous nous sommes contentés de citations sans commentaires, respectant trop cette bonne foi et cette honorabilité scientifiques pour apporter le moindre esprit de dénigrement dans une question qui intéresse le progrès, la science et l'humanité.

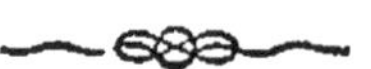

TRAITÉ PRATIQUE

DES

MALADIES DE LA PEAU

DES CLIMATS TEMPÉRÉS

GÉNÉRALITÉS

De tous les organes qui composent le corps humain, la peau est celui qui offre les plus grandes facilités d'exploration ; la vue et le toucher peuvent apprécier les changements les plus minimes qui surviennent dans sa texture ou dans ses fonctions ; il semblerait donc que les maladies qui l'atteignent, devraient être parfaitement connues, et que l'unanimité la plus absolue devrait régner entre les dermatologistes (1) sur leur no-

(1) Médecins s'occupant spécialement des maladies de la peau.

menclature, leur nature et leur traitement. Il est malheureusement loin d'en être ainsi.

Certains auteurs, le plus grand nombre, ont diversifié ces maladies à l'infini : de là les traitements les plus opposés sont dirigés contre elles ; et celui qui voudrait prendre, pour terme de comparaison des progrès de la médecine contemporaine, l'état des connaissances actuelles sur les maladies de la peau, commettrait de graves erreurs, ou serait bien désillusionné, s'il s'était fait, *a priori*, une idée avantageuse de ces progrès.

D'autres auteurs sont tombés dans un excès contraire ; ainsi le dernier venu, entre autres, M. R......, a voulu trancher la question d'une façon tout à fait radicale. Il en est arrivé, à force de théories excentriques, à ne plus employer qu'un seul médicament actif qu'il prescrit à tous ses malades indistinctement : à l'extérieur sous forme de pommades, et à l'intérieur sous forme de pilules, — et ce médicament se trouve être le composé mercuriel le plus vénéneux des préparations de mercure, l'*iodure de chlorure mercureux !*

Si ce système porte en soi-même sa condamnation, d'un autre côté, quel est l'homme de bon sens qui pourra admettre l'existence de quatre cents espèces ou variétés de maladies de la peau? C'est cependant ce qui ressort des travaux du plus célèbre de nos modernes spécialistes. On comprendra facilement que, dans une pareille quantité de maladies, la confusion soit inévitable, et que d'une telle classification il ne puisse sortir que le chaos.

A quoi tient cette confusion? — A une raison bien simple : Un malade se présente avec une maladie de la peau ; on l'examine sous tous les aspects ; on l'interroge à fond ; — tout bien examiné et pesé on trouve que le cas présent ne se rapporte pas exactement aux cas observés précédemment ; que telle croûte est un peu plus jaune ou plus noire, plus arrondie ou plus allongée, etc., et vite on crée une espèce nouvelle dont on est plus fier qu'un astronome de la découverte d'une nouvelle planète.

Bien plus, et ce qui paraîtra le comble de l'impossible, a-t-on constaté aujourd'hui une maladie de la peau d'une nature quelconque, aussi bien définie que possible, et siégeant aux lèvres, par exemple : on l'a baptisée d'un nom plus ou moins sonore; huit jours après, on trouve une maladie de même nature et présentant exactement les mêmes caractères, mais siégeant sur une autre partie du corps, on en fait une maladie nouvelle, on l'affuble d'un nom nouveau ; — et voilà deux maladies nouvelles inscrites aux actes de naissance de la dermatologie et ne différant que par leur siége !

Il semblerait vraiment que nos sept ou huit spécialistes aient pris à tâche de rendre impossible l'abord de la science dermatologique et d'effrayer les nouveaux venus par un pareil cortége de maladies. On serait tenté de penser qu'ils veulent tracer autour des lésions cutanées un cercle infranchissable de noms et de dénominations ; j'aime mieux croire qu'ils sont de bonne foi, mais qu'ils voient mal, et rechercher les causes de cette aberration visuelle ou intellectuelle. Le travail ne sera ni grand ni pénible ; le bon sens vulgaire a fait justice de la plupart de ces prétentions, de ces abus (1).

Parmi les médecins, il en est qui secouent enfin le joug de ces habitudes d'école qui n'ont aucune utilité pratique. Ainsi notre savant confrère, le docteur Montanier, écrivait hier dans la

(1) Dans leur pièce intitulée *les Médecins*, MM. Brisebarre et Nus font dire au charlatan Musculus : « Comment ! vos médecins n'ont pas donné un nom à votre maladie? mais à quoi passent-ils donc leur temps, s'ils ne l'emploient plus à faire des nomenclatures ? »

Gazette des hôpitaux les lignes suivantes
« C'est une tendance très-fâcheuse chez le hommes qui s'occupent d'une spécialité, dan quelque science que ce soit, même chez ceux qu leur talent, leurs connaissances variées ou le genre d'études devraient mettre à l'abri de cet disposition, c'est, disons-nous, une tendance f cheuse d'établir dans le sujet qu'ils traitent, petit soit-il, des divisions et des subdivisions l'infini. Autant les grandes divisions sont util et bonnes pour reposer l'esprit et le fixer sur l points importants, autant les subdivisions pou sées trop loin sont fastidieuses et rebutante alors l'esprit qui veut les saisir, les retenir et l classer, est obligé de se livrer à une fatigue nible, presque toujours inutile, et qui bien l'ennuie et le décourage. »

Que diriez-vous d'un individu qui viendr créer un mot nouveau pour désigner toutes variétés de nez qui existent, pour le nez cama pour le nez aquilin, pour le droit ou l'épaté les différences intermédiaires aussi nombreu que les personnes? Vous l'enverriez à Bicê

Que penseriez-vous aussi d'un individu, e minant un chêne le jour où il vient de le lorsqu'il présente encore les éléments du gla l'observant ensuite d'année en année et constatant chaque fois des changements de forme et d'aspect; que penseriez-vous, dis-je, de cet homme, s'il créait des espèces ou des variétés différentes basées sur ces changements? — et de celui qui ferait deux espèces différentes d'une malheureuse touffe desséchée, croissant dans un terrain sec et aride, et de sa congénère devenue plantureuse et luxuriante dans une terre grasse et humide?

Eh bien! il en est des maladies cutanées comme des nez et des plantes. Leur aspect peut varier, il le doit même; mais toutes se rapportent à des types peu nombreux et bien définis; les détails seuls diffèrent parce que la constitution générale imprime son cachet sur la lésion cutanée; et l'affection peut et doit se manifester, suivant le mode de viciation des humeurs, d'une manière toujours constante, mais avec des modifications plus ou moins considérables, suivant la constitution des individus ou suivant leurs habitudes de vie.

Ainsi, supposons qu'il existe une viciation du sang telle qu'il doive se porter au dehors, à la peau, une éruption quelconque; si nous avons affaire à une personne dont les mains seront sans cesse exposées au contact de matières irritantes, la maladie se portera sur les mains de préférence à toute autre partie du corps ; elle se portera aux jambes de femmes faisant usage de chaufferettes. — Direz-vous que ce sont des maladies différentes pour cette seule différence de siége ? Évidemment non.

Voulez-vous un autre exemple ? Une personne se trouve sous une double influence : celle de la maladie syphilitique et celle d'une affection dartreuse ; la maladie cutanée apparaît avec ses caractères ordinaires ; elle prend, en outre, des modifications d'aspect, suivant le tempérament de l'individu : de forme, à cause de la syphilis dont un des effets est de faire présenter, aux accidents qui en dépendent, des contours arrondis et une coloration cuivrée. En fera-t-on une espèce particulière de maladie ?

Veut-on la preuve de ce que j'avance, si l'on ne croit pas qu'elle ressorte assez de l'énonciation même des faits ? On la trouve dans cet exemple d'une connaissance vulgaire : Que fait-on, sans même avoir recours à l'avis du médecin, quand un enfant est atteint de la gourme à la tête, dans les cheveux, au visage ? On fait suivre un traitement dépuratif, dont le sirop antiscorbutique fait la base ; on applique un vésicatoire au bras et les humeurs viciées, trouvant par là un chemin ouvert, abandonnent la tête, s'écoulent par l'exutoire artificiel, et la gourme disparaît. — Eh bien ! sous la maladie désignée par ce nom vulgaire de *gourme*, les auteurs ont trouvé et décrit plus de soixante espèces ou variétés d'affections cutanées!

Ne peut-on pas, ne doit-on pas admettre que deux maladies qui se guérissent par le même moyen thérapeutique sont de même ordre?

Or, ces cinquante ou soixante variétés des auteurs se guérissant par un même moyen, le vésicatoire et le sirop antiscorbutique, sont justement désignées par le public sous un même nom collectif, *la gourme*.

En outre, car il est bon de multiplier les exemples, n'entend-on pas dire tous les jours que telle personne a le *sang bon* ou *la peau bonne*, en ce sens que les blessures qu'elle se fait se guérissent aisément, tandis que chez telle autre la moindre plaie est l'occasion d'une suppuration intarissable? — N'y a-t-il pas là l'influence manifeste de la constitution? — Admettons que ces deux personnes se trouvent sous l'influence herpétique : chez la première, la dartre sera sèche ou ne donnera qu'une sécrétion aqueuse et limpide, tandis que chez la seconde, l'écoulement sera constitué par du pus ou des humeurs plus ou moins mauvaises.

Ces réflexions nous amènent précisément au point important de ce travail.

Sur quelles bases doit reposer une classification pratique des maladies de la peau?

La réponse est toute faite : sur la connaissance des moyens à employer pour les guérir ; une fois ces moyens connus, nous n'aurons plus qu'à ranger dans la même catégorie toutes celles qui seront combattues avec succès par les mêmes agents médicamenteux.

Un écueil est toutefois à éviter ; pour que la maladie de la peau se manifeste, il faut que l'économie ait assez de *forces* pour pousser au dehors les principes viciés du sang ou des humeurs: chacun sait qu'on fait *sortir* les éruptions à l'aide de tisanes chaudes et excitantes, ou échauffantes. — Si ces forces viennent à faire défaut, la sortie, la poussée des humeurs, ou, en un mot, l'éruption cutanée n'a plus lieu et les principes malsains restent enfermés dans le corps : c'est le loup dans la bergerie.

Ce résultat, certains médicaments permettent de l'obtenir : en première ligne, le mercure à hautes doses ; ce médicament abat les forces expulsives ; l'éruption n'a plus lieu.

Voulez-vous la confirmation de ce fait? elle se trouve dans la défense que l'on fait toujours aux malades qui absorbent du mercure, de prendre en même temps des aliments échauffants ou des boissons excitantes, car ceux-ci empêcheraient le médicament d'agir, lui serviraient, pour ainsi dire, de contre-poison, en relevant les forces que le mercure est chargé d'abattre.

Une autre preuve se trouve encore dans le retour de la maladie cutanée, à la suite d'excès intempestifs pendant l'administration du médicament ; elle se trouve encore dans la réapparition spontanée de la maladie, après un temps plus ou moins long, lorsque s'est éteinte l'action du mercure, par suite de son expulsion naturelle par la salive, les urines, etc. : car c'est un fait à noter, jamais une affection prétendue guérie par le mercure ne l'a été réellement, et j'en ai déjà fait la preuve dans une brochure publiée en 1858 (1).

Un autre ordre de preuves se trouve dans le

(1) *Les maladies vénériennes et leur traitement sans mercure*. Un vol. in-18, prix, 75 cent., chez Gosselin, libraire, 11, boulevart Sébastopol.

fait de la disparition des maladies cutanées, dans le cours des maladies graves, alors que l'organisme est épuisé, et dans le retour de la maladie de la peau coïncidant avec le retour des forces.

Ainsi donc, les prétendues guérisons obtenues à l'aide de médicaments débilitants ou affaiblissants une bonne fois écartées, nous nous trouvons en face d'un certain nombre de moyens thérapeutiques amenant la guérison d'un nombre égal de maladies cutanées ; nous pouvons conclure de là qu'il existe autant d'espèces d'affections ou de viciations du sang et des humeurs (1), et notre classification sera tout établie.

Si ces données laissaient quelque obscurité dans l'esprit de nos lecteurs, nous nous mettons complètement à leur disposition pour leur fournir toutes les explications verbales qu'ils pourraient désirer ; car il est temps que la lumière se fasse et qu'aux spéculations hypothétiques des théoriciens quand même, se substitue la certitude

(1) Les médecins vitalistes que ces termes « viciations des humeurs ou du sang » pourraient choquer, sont priés de lire : « Affections ou modes d'affections primitives de la force vitale ayant amené une viciation, etc. » — Avec cette petite interposition tout le monde sera d'accord sur ce point.

des résultats obtenus par l'observation et l'expérience qui en découle.

Dans la suite de cette notice, nous suivrons l'ordre suivant :

1° Indication du mode de traitement suivi ;

2° Exposé des maladies guéries par ce mode de traitement ; synonymie de ces maladies dans les auteurs.

Afin de faciliter encore cette classification, nous diviserons les maladies de la peau en trois grandes catégories :

1° Maladies n'exigeant qu'un traitement extérieur ; 2° maladies exigeant un traitement intérieur ; 3° maladies pouvant ou devant être traitées à la fois par une médication interne et une médication externe.

On comprendra facilement pourquoi nous n'avons pas donné de formules exactes : les doses des médicaments ne doivent-elles pas varier selon le sexe, l'âge, le tempérament des malades ? Le praticien seul peut appliquer les quantités qui conviennent à chacun, et c'est cette appréciation exactement faite qui constitue une bonne partie de son habileté.

PREMIÈRE CATÉGORIE.

MALADIES N'EXIGEANT QU'UN TRAITEMENT EXTERNE

Ces maladies ne sont jamais dépuratives, c'est-à-dire qu'elles ne servent pas à amener au dehors des produits viciés du sang ou des humeurs ; elles ne sont pas le signe d'une altération organique générale ou d'une affection ; elles comprennent trois ordres de maladies, réclamant des traitements analogues dont les *caustiques* plus ou moins actifs feront tous les frais, et un quatrième ordre dans lequel la maladie étant causée par des parasites réclamera un traitement parasiticide.

PREMIER ORDRE.

MALADIES DEVANT ÊTRE TRAITÉES PAR DES CAUSTIQUES PEU ÉNERGIQUES.

Taches de rousseur, de naissance, de café, masque des femmes enceintes, éphélides, etc.

Ces maladies, qui sont plutôt des difformités légères, sont constituées par une accumulation de matières colorantes plus ou moins foncées dans les tissus sous-épidermiques.

Les caustiques s'emploient généralement sous la forme de pommades ou de lotions d'une médiocre énergie.

Celles que nous employons de préférence sont à base de chlorure d'or acide, dont la porportion varie de 0,50 centigrammes à 2 grammes pour 10 grammes d'axonge ou de glycérine, selon la finesse de la peau, l'intensité de la coloration ; il est impossible de tracer des règles fixes : la pratique seule peut et doit servir de guide dans ces cas.

Les dermatologistes leur donnent les noms suivants :

Éphélides, chloasma, pityriasis versicolor, taches hépatiques, lentigo, nigritie, mélasma, nævi pigmentarii, hématiques, niger, spili, achromie, vitiligo, etc.

Leur guérison s'obtient en général avec facilité.

1re *Observation.*

MASQUE DES FEMMES ENCEINTES.

Madame C...., Grande-Rue, à Boulogne-sur-Mer, a eu deux enfants, l'un en 1849, l'autre en 1851. Pendant ses deux grossesses rien de particulier ne s'observa sur la figure. En 1853, madame C..... devint enceinte de nouveau ; dès le troisième mois, il se manifesta une tache occupant toute la hauteur du front, et s'étendant de l'extrémité du sourcil droit au milieu du sourcil gauche ; la coloration de cette tache était d'un gris jaunâtre foncé, sans relief sensible à la vue, quoiqu'au toucher on sentît parfaitement des inégalités, des rugosités, surtout sur les bords de la tache; pendant quelque temps celle-ci était restée stationnaire, mais tout à coup et en quelques jours, vers le sixième mois de la grossesse, elle se développa et envahit tout le front et une partie de la joue gauche; Madame C... ne s'en occupa guère, espérant qu'après l'accouchement le *masque* disparaîtrait; mais il n'en fut rien, et en 1855, époque à laquelle cette dame vint me consulter, les choses étaient toujours dans le même état.

Je fis pratiquer successivement cinq onctions avec ma pommade au chlorure d'or, et en quelques jours il ne restait plus de traces de la maladie.

2e Observation.

TACHE DE CAFÉ.

Mademoiselle Nathalie Peyrot, dix-sept ans, 19, rue de la Barillerie, porte, depuis sa naissance, au milieu de la joue gauche, une tache couleur de café au lait, de trois centimètres de hauteur sur un centimètre environ de largeur; ses bords sont irréguliers; sur certains points elle fait sur la peau une saillie de plus d'un millimètre; sur les points correspondant à ces saillies sont implantés des poils ressemblant à ceux de la barbe de l'homme. Mademoiselle Nathalie a essayé contre cette difformité toutes les eaux, pommade, etc., annoncées à la quatrième page des journaux; un médecin, le docteur Bélard, a essayé de cautériser avec l'acide azotique la partie inférieure de cette tache: il a réussi à produire une cicatrice blanche encore visible aujourd'hui.

Au mois de juin 1849, mademoiselle Nathalie vient me consulter; après cinq applications, répétées à trois jours d'intervalle, du caustique dont je me sers en pareil cas, la tache a complétement disparu; il ne reste, en sa place, qu'une coloration rosée que le temps effacera complétement.

DEUXIÈME ORDRE.

MALADIES RÉCLAMANT L'EMPLOI DE CAUSTIQUES UN PEU PLUS ÉNERGIQUES, QUELQUEFOIS DU BISTOURI, ET L'ÉLOIGNEMENT DE LA CAUSE PRODUCTRICE.

Verrues, poireaux, cornes, oignons, durillons, cors aux pieds, végétations, taches de lie de vin, fraises, framboises, et toutes productions accidentelles, ou de naissance, du même genre.

Cet ordre renferme les maladies ou difformités de la peau faisant saillie sur les parties avoisinantes.

Elles sont dues à une hypertrophie d'un ou de plusieurs des éléments de la peau; l'indication thérapeutique sera la même : il s'agira de détruire les parties malades.

Nous employons constamment, dans ces cas, une préparation caustique dont la composition nous appartient, et dont nous pouvons, à notre gré, varier l'énergie, sans lui enlever sa causticité.

Dans la plupart des cas le caustique suffit à lui seul pour détruire le mal ; quelquefois l'excision par le bistouri devra être faite au préalable.

Synonymie médicale : *Nævus flammeus*, araneus, à pernione, acrochordon, fics, tylosis, gommeux, bulbeux, verrue cicéronienne, nævus boutonneux, molluscum, granuleux, stéarique, etc.

Guérison en général facile et prompte : l'éloignement de la cause productive est toujours de rigueur.

3e *Observation.*

TACHE DE LIE DE VIN.

M. C. porte sur le côté gauche du nez une tache de lie de vin qui occupe presque toute la superficie de cet organe de ce côté; cette tache est due, comme ses pareilles, à une dilatation des vaisseaux de la peau : ce sont de véritables petites varices; l'indication consiste à les détruire et à remplacer le tissu qui en est le siége par un tissu cicatriciel blanc. C'est à quoi je parviens à l'aide de mon caustique.

Je pratiquai, sur M. C., une première série d'applications caustiques dans le courant du mois de septembre 1862; cette série comprit trois onctions à trois jours d'intervalle.

La deuxième série fut appliquée au mois de janvier 1863, et se composa de quatre onctions de deux en deux jours.

Enfin, au mois de mai, je n'eus plus à toucher que quelques points qui avaient résisté aux précédentes cautérisations.

J'ai revu M. C. au mois de septembre; au lieu de la tache rouge noirâtre qui le défigurait complétement, la peau du nez présente une coloration d'un blanc presque normal; le champ des cautérisations est seulement semé de petits points un peu noirâtres qui disparaîtront à la longue, et qui en ce moment donnent à la peau l'aspect qu'elle présente dans les parties où il y a de la barbe, lorsqu'on vient de la raser.

M. C... se trouve très-heureux du résultat.

4e *Observation.*

TUMEURS VERRUQUEUSES.

M. B., 44, rue d'Hauteville, portait aux doigts quatre ou cinq tumeurs verruqueuses contre lesquelles il avait inutilement employé tous les remèdes vulgaires; après avoir excisé les parties saillantes, je pratiquai une cautérisation, que je jugeai nécessaire de répéter le lendemain et le jour suivant. Lorsque les croûtes formées se furent détachées, on put constater que les prolongements verruqueux pénétraient à plus d'un centimètre de profondeur, notamment dans la pulpe du pouce, où elles atteignaient l'enveloppe de l'os, le périoste.

La cicatrisation des plaies fut assez longue à obtenir, en raison de leur profondeur même, mais le résultat fut aussi heureusement complet que possible.

5e *Observation.*

M. D..., père, 29, boulevard de Sébastopol, porte à la plante du pied gauche, une tumeur de nature épithéliale qui le fait souffrir horriblement. Cette tumeur ne fait pas de saillie à l'extérieur, parce qu'elle a passé par les mains de tous les pédicures de Paris, dont le dernier l'a rasée d'une manière assez nette, mais, au toucher, on sent qu'elle s'étend à une grande profondeur. Je l'excisai aussi complétement que possible et j'appliquai mon caustique. Une seule cautérisation suffit pour détruire tout le mal, et cependant, comme dans le cas précédent, les *racines* de la tumeur pénétraient jusqu'au périoste, à travers un centimètre et demi de tissus compactes et serrés, comme le sont ceux de la face plantaire du pied !...

6e *Observation.*

M. P. de B..., officier supérieur en retraite, se présente à ma consultation le 17 mars dernier, pour se faire débarrasser de quatre tumeurs qu'il porte à la joue gauche. M. de B... a déjà consulté plusieurs médecins à ce sujet. A diverses reprises on a excisé les parties saillantes et cautérisé les plaies avec l'acide nitrique, le nitrate acide de mercure, l'acide chromique, etc., dans ces derniers temps, la plus petite de ces tumeurs a été attaquée par le fer rouge : ces traitements divers ne furent suivis d'aucun résultat : les tumeurs reparaissaient au bout de quelques jours.

Quand M. de B... se présente à moi, je constate au siège indiqué quatre petites tumeurs faisant sur la peau saine une saillie de deux à quatre millimètres; la plus volumineuse de ces excroissances offre à sa base un diamètre de près d'un centimètre; la base de la plus petite n'a guère plus de deux millimètres de largeur; autour d'elles la peau semble faire un bourrelet d'une coloration normale. Ces excroissances sont fendillées en tous sens, très-douloureuses au toucher, et saignent abondamment sous l'influence de la moindre pression.

Je pratiquai immédiatement une première cautérisation très-énergique, qui amena la formation de croûtes épaisses, qui mirent de onze à treize jours à se détacher; l'aspect fendillé avait disparu; le fond de la plaie était d'un rouge violacé; je cautérisai de nouveau et aussi énergiquement que la première fois; mais ce ne fut qu'après six opérations semblables que je parvins à me rendre maître du mal.

TROISIÈME ORDRE.

MALADIES RÉCLAMANT L'EMPLOI DE TOPIQUES SUBSTITUTIFS.

Boutons de la figure, bourgeonnements du nez et des joues, boutons du corps, etc.

Ces boutons sont ordinairement produits par une accumulation de matière sébacée et de débris d'épiderme dans les follicules cutanés, laquelle détermine autour d'eux une inflammation suivie de suppuration, absolument comme ferait une épine ou un autre corps étranger implanté dans les tissus.

Leur siége de prédilection est à la face, sur les ailes du nez, au front, sur le dos, la poitrine et les seins : on ne les rencontre qu'accidentellement sur d'autres parties du corps.

Il est évident que si la personne atteinte de ces accumulations sébacées, prend des substances excitantes, la réaction sera plus prompte et un grand nombre de follicules s'enflammeront à la fois.

Je ne dois pas passer sous silence l'observation suivante : Dans la plupart des cas ces boutons sont l'apanage d'une santé exubérante et ils disparaissent dans le cours d'une maladie grave.

Quant aux *bourgeons du nez et de la face*, il ne faut pas croire qu'ils soient exclusivement le partage des ivrognes ; loin de là : nous avons soigné bon nombre de jeunes personnes ou de jeunes gens qui en étaient atteints, et qui étaient d'une sobriété extrême ; ils sont généralement dus à un afflux de sang à la tête ; cet effet peut être produit par un défaut de menstruation aussi bien que par l'abus des liqueurs alcooliques.

L'usage de pommades substitutives ou légèrement caustiques vient facilement à bout de ces boutons. Nous employons ordinairement celles à base de chlorure d'or acide, comme nous l'avons dit en traitant du premier ordre des difformités de la peau.

Il en est de même du *bourgeonnement du nez ;* mais, lorsqu'il est la conséquence d'habitudes alcooliques, les excès doivent être absolument interdits.

Dans ces deux ordres de cas, l'usage des purgatifs, en diminuant l'excitation vitale de la face, et en augmentant celle des intestins, favorisera singulièrement la guérison.

SYNONYMIE MÉDICALE DES BOUTONS DE LA FIGURE : *Acné*, rosacea, miliaris, indurata, simplex, varioliformis, lupiforme, punctata, fluens, concrète, croûteuse, soyeuse, cornée, pilaris, molluscum, pilosa, tuberculoïde, arthritique, parasitaire, hypertrophique, etc. ! ! !

La guérison de l'acné sans complication est assez facile à obtenir. — Inutile de dire que s'il existait en même temps une affection de la constitution, on devrait la combattre par les moyens spéciaux ; ainsi, on devrait rappeler les flux hémorrhoïdaux ou mensuels supprimés, attaquer la syphilis ou les scrofules concomitantes par les dépuratifs appropriés, etc.

7e. *Observation.*

BOUTONS DE LA FIGURE.

M. J. M..., étudiant en droit, vient à ma consultation me demander de le débarrasser des boutons dont il a la figure, le front, le milieu du dos et de la poitrine littéralement couverts. La maladie date de l'âge de 15 ans, et M. M... a aujourd'hui 24 ans. Il n'a jamais eu de maladies d'origine suspecte et paraît d'une bonne constitution et d'un tempérament sain. Il me présente une liasse de plus de cent ordonnances signées des noms des spécialistes les plus célèbres; il a couru toutes les eaux minérales de France depuis 10 ans, me dit-il, et tout cela sans la moindre amélioration.

Je constate chez M. M..., l'état suivant, (25 juin 1861) : 1° sur le front et sur les joues je trouve un grand nombre de points noirs; si je presse la peau au niveau de ces points, j'en fais sortir une sorte de cordon blanchâtre, s'allongeant en forme de ver, ou un petit corps grisâtre, assez dur, à extrémité noirâtre du côté correspondant à sa partie extérieure et auquel on a donné le nom de *tanne*; je trouve aussi une grande quantité de ces points noirs sur les ailes du nez et aux commissures des lèvres.

2° Sur les joues, à côté de ces points, sur le front, sur le menton, je constate la présence d'un grand nombre de pustules ou boutons à divers états d'évolution : ceux-ci caractérisés seulement par une petite élevure rouge et douloureuse au toucher; ceux-là présentant déjà un point blanchâtre à leur centre; les autres enfin en pleine suppuration et constituant alors ce qu'on appelle vulgairement un *bouton*. Si l'on presse ces boutons, on peut toujours constater, même à leur première période, qu'ils renferment dans leur intérieur l'un de ces petits corps durs, à extrémité noirâtre, dont il a été parlé, une *tanne*, en un mot.

Une première onction fut pratiquée, séance tenante, avec ma pommade au chlorure d'or acide et répétée le lendemain; après la chute des croûtes, qui eut lieu cinq jours après, nouvelles onctions qui amenèrent de nouvelles croûtes; lorsque celles-ci se furent détachées je fis extraire le plus complétement possible les *tannes* dont il a été question, et j'entrepris la guérison du dos; car jusqu'alors il ne s'était agi que de la figure, où M. M... ne voulut pas me laisser pratiquer de nouvelles onctions, la trouvant, disait-il, dans un état satisfaisant, attendu qu'on n'y voyait plus traces de boutons; je l'avertis que très-certainement il faudrait recommencer les onctions quelques mois après, la peau n'ayant pas été modifiée assez profondément; mais il persista dans son refus et je lui prédis qu'il se repentirait bientôt de son mauvais vouloir.

En effet, au mois de novembre suivant, quelques boutons avaient reparu sur les joues et le front et M. M... accourait me demander de l'*onctionner*, selon son expression, autant que je le jugerais à propos, avant que le mal fît de nouveaux progrès. Cette fois il consentit réellement à suivre un traitement complet et j'eus le bonheur de le débarrasser de cette infirmité contre laquelle avaient échoué tous les moyens therapeutiques connus.

Je n'ai pas revu M. M... qui a quitté Paris depuis cette époque, mais je sais que la guérison s'est maintenue ; car il m'a adressé plusieurs personnes de sa connaissance, atteintes de la même maladie, et ayant, comme lui, épuisé les ressources de tous les spécialistes, et ces personnes m'ont dit que M. M... avait actuellement la figure parfaitement nette et ne présentant plus de traces de la maladie passée.

8e *Observation.*

BOURGEONNEMENT DE LA FIGURE.

1° M. X..., marchand de vins à B..., porte une maladie de la figure qui le rend tellement hideux que depuis deux ans il n'a pas osé sortir de chez lui : la face est bourgeonnée dans toute son étendue ; le nez a triplé de volume ; les yeux sont à peine visibles au fond de deux énormes bourrelets rouges qui les encadrent ; çà et là des croûtes grisâtres qu'on ne peut détacher sans amener une perte de sang considérable.

M. X..., soit par occasions d'état, soit par goût, se livre trop souvent à de trop copieuses libations ; comme première condition du traitement, j'interdis absolument l'usage des alcooliques ; M. X... me promet de s'en abstenir complétement ; connaissant le proverbe, je ne comptais pas trop sur cette promesse et cependant elle fut religieusement tenue.

Comme dans le cas précédent, je pratiquai des onctions que je renouvelai après la chute des croûtes qu'elles avaient produites ; ce traitement continué pendant un mois et demi amena une guérison complète et aujourd'hui il est impossible de retrouver même les traces de cette hideuse maladie.

2° Mlle X..., fille d'un joaillier, âgée de vingt-six ans, d'un tempérament nerveux, d'une constitution altérée par les chagrins qu'elle éprouve, depuis plusieurs années, de se croire en proie à une maladie incurable, vient me trouver, pour l'acquit de sa conscience, *n'espérant pas que je la guérirais plus que les autres*, me dit-elle.

Mlle X... a les joues littéralement couvertes de boutons rouges, saillants, reliés entre eux par une peau rouge, épaissie; aucun de ces boutons, aucune de ces petites tumeurs ne présente de traces de suppuration; çà et là quelques lamelles grisâtres se détachent de la surface, et se renouvellent avec une grande rapidité.

Mlle X... se soumet à notre traitement par le chlorure d'or et le suit avec une régularité rare chez les femmes; en même temps, je prescris à l'intérieur un régime réparateur convenable, et, au bout de deux mois, j'ai la satisfaction de voir Mlle X... complétement guérie de cette terrible maladie.

Ceci se passait en 1859. Depuis lors Mlle X... s'est mariée; elle est aujourd'hui mère de deux enfants parfaitement sains et bien portants.

QUATRIÈME ORDRE.

MALADIES GUÉRIES PAR UN TRAITEMENT EXTERNE SEUL ET DUES A LA PRÉSENCE DE PARASITES VÉGÉTAUX OU ANIMAUX.

Teignes, gale, poux, etc.

Parasites végétaux. L'existence de trois espèces, au moins, de champignons, pouvant végéter sur le corps humain, a été démontrée et est généralement admise aujourd'hui. On peut les comparer à l'*oïdium* de la vigne. Je n'ai pas à les décrire, cette brochure n'ayant qu'un but pratique; je ferai seulement les observations suivantes :

Toutes les maladies de la peau débutant par un point central arrondi, dont la circonférence extérieure va sans cesse s'agrandissant, pendant que le milieu se guérit; en d'autres termes, toute maladie cutanée, sèche ou humide, s'accroissant d'une manière centrifuge et par poussées successives, reconnaît pour cause l'existence d'un champignon microscopique qui irrite la peau, et devient la cause d'une manifestation cutanée, sèche ou humide, en rapport avec le tempérament de l'individu. — La forme souvent arrondie des maladies de la peau, doublées de syphilis, ne peut être confondue avec ces taches parasitaires, car elles présentent une teinte cuivrée caractéristique.

La *vraie teigne* présente encore la forme arrondie; le centre de la plaque malade, traversé par un poil des cheveux ou de la barbe, se déprime et se creuse en godet; si l'on recherche la figure formée par l'ensemble des croûtes extérieures, on retrouve encore une forme assez régulièrement circulaire et on peut constater l'accroissement centrifuge.

Ces maladies sont désignées sous les noms d'herpes circinné, herpes iris, teigne tonsurante, herpes tonsurant; teigne pelade, vitiligo, porrigo decalvans, crasse parasitaire, favus, teigne faveuse, porrigo favosa, lupinosa, larvalis, furfurans; tinea vera, ficosa, amedosa, scutulata, etc.

Dans ces sortes de maladies, deux indications se présentent : 1° enlever les parties malades : poils, croûtes; 2° détruire le parasite à l'aide d'agents convenables. — C'est surtout ce but qu'atteint admirablement notre pommade parasiticide; j'ai pu, avec son aide, guérir des favus parfaitement *vrais* en une heure de temps et sans récidives : M. B..... pourrait l'attester au besoin.

Afin de rendre à César ce qui appartient à César, je signalerai ici l'origine de cette découverte; je dois la formule de cette pommade à l'obligeance d'une dame de Boulogne-sur-Mer, dans la famille de laquelle elle s'est transmise de génération en génération; c'est elle qui m'a appris à guérir la teigne la plus ancienne et la plus invétérée en 20 ou 25 jours, et qui pratiquait l'épilation 20 ans avant qu'elle fût inventée à l'hôpital Saint-Louis. — Il est vrai que son grand-père épilait aussi deux cents ans auparavant.

Encore une nouvelle invention qui se trouve vieille de deux ou trois siècles !

9e *Observation.*

TEIGNE.

L'enfant Beaumont, 28, rue de l'Hôtel-de-Ville, a été traitée à l'Enfant-Jésus par la méthode des frères M...., puis par l'épilation répétée dix fois; la maladie ne s'est nullement amendée; quand on me la présente, la tête est complétement couverte de croûtes faviques. En vingt-huit jours de mon traitement la guérison était parfaite et elle s'est maintenue jusqu'à ce jour.

10e *Observation.*

M. M....., vétérinaire à Dourdans, m'amène, en 1860, son fils, qui a suivi inutilement un traitement de deux mois à Saint-Louis, pour une maladie de même nature. En vingt jours, je le débarrasse sans retour de cette maladie qui passe pour être si tenace!

11e *Observation.*

TEIGNE TONSURANTE.

M. B..., tailleur, rue Richelieu. 57, vient me consulter pour une maladie du cuir chevelu qu'il me décrit très-exactement. Les cheveux, me dit-il, changent de couleur sur un point quelconque de la tête, ils pâlissent, s'amincissent, deviennent comme laineux, puis soyeux et finissent par disparaître; ces points affectent une forme assez régulièrement arrondie et vont s'agrandissant avec une assez grande rapidité.

M. B... présente quatre de ces surfaces dénudées par la maladie parasitaire; la plus large est à peu près du diamètre d'une pièce de cinq francs; elle ressemble à une véritable tonsure.

Au moyen d'un emplâtre agglutinatif, j'enlève les poils follets de la partie malade, et j'épile à la pince toute la circonférence, afin d'enlever les cheveux déjà atteints par la maladie; puis je fais une forte friction avec ma pommade antiparasitaire. Huit pansements semblables suffirent pour amener la guérison, qui ne s'est pas démentie : le traitement n'avait duré que 38 jours.

12e *Observation.*

MENTAGRE.

Boutons du menton.

M. Garnier, fondeur chez M. Cail, vient me trouver, porteur d'un *sycosis* qui a envahi la presque totalité de la barbe ; les pustules s'y présentent dans toutes les périodes de leur évolution : dans les points où la maladie a débuté, on trouve des croûtes d'un jaune noirâtre, de plusieurs millimètres d'épaisseur ; autour de ces croûtes on constate la présence de boutons remplis d'un pus jaunâtre, lequel, se desséchant, forme les croûtes dont nous avons parlé; enfin, dans les parties les plus récemment attaquées par la maladie, on ne trouve que des boutons rouges, dont quelques-uns seulement présentent déjà un point blanc à leur sommet ; *au centre de chacun de ces boutons on rencontre, constamment, un poil qui les traverse;* le mal s'est étendu ainsi de proche en proche, et la partie la plus externe de la joue gauche a seule été respectée par la maladie.

Deux épilations, pratiquées à quinze jours d'intervalle, et suivies de frictions avec notre pommade parasiticide, suffisent pour débarrasser M. Garnier de cette hideus infirmité.

Et l'on dit que la *mentagre* est une maladie rebelle !

Les PARASITES ANIMAUX sont : 1° l'*acarus de la gale*. — Une simple friction savonneuse suivie d'une onction pratiquée avec notre pommade parasiticide suffit pour amener la guérison de cette maladie, autrefois si rebelle.

2° *Les poux du corps et du pubis.*—Une seule onction, sans friction préalable, avec la même pommade, en fait aussi complétement justice.

Cette préparation a sur l'*onguent gris* le

grand avantage de ne pas contenir un atome de mercure.

13e *Observation.*

GALE.

M. L., maître de forges et hauts fourneaux, à Liége, est atteint d'une gale invétérée, contre laquelle tous les médecins de son pays se sont escrimés en vain. Une seule friction avec ma pommade l'en débarrasse, et, au bout de vingt-quatre heures, M. L. pouvait déjà retourner chez lui; depuis lors il m'a écrit que la guérison s'était maintenue.

CINQUIÈME ORDRE.

MALADIES SE GUÉRISSANT PAR L'EMPLOI D'UNE LOTION SUBSTITUTIVE.

Pellicules du cuir chevelu, dartres farineuses de la face, etc.

Ces maladies sont causées par une altération de la sécrétion épidermique ; sous son influence l'épiderme se détache sous la forme de pellicules ressemblant à des lamelles de son ; les cheveux s'amincissent, se raréfient, puis finissent par disparaître ; les follicules pileux s'atrophient, et en dernier lieu la calvitie devient incurable.

Traitée en temps opportun, cette maladie cède rapidement à l'emploi de lotions qui modifient la sécrétion de l'épiderme et des cheveux, qui en sont une dépendance. Notre lotion, qui est un composé de quinquina, de tannin et d'acide acétique, permet de se rendre facilement maître de cette maladie, qui passe généralement pour être très-rebelle. Quelques frictions d'huile de cade étendue de glycérine suffisent pour consolider et maintenir la guérison.

Les observations de guérison sout trop nombreuses et la nature de la maladie si peu ténace, que nous ne croyons pas utile d'entrer dans plus de détails.

DEUXIÈME CATÉGORIE.

MALADIES DE LA PEAU NE RÉCLAMANT QU'UN TRAITEMENT INTÉRIEUR.

ORDRE UNIQUE.

TRAITEMENT PA LES SUDORIFIQUES, AU DÉBUT ; — PLUS TARD EMPLOI DE TOPIQUES POUR OBTENIR UNE CHUTE CONVENABLE DES CROUTES, ET PRÉVENIR LES MARQUES DE LA FIGURE.

Petite vérole, rougeole, scarlatine, miliaire, etc.

Au commencement de la maladie on devra, par des tisanes excitantes : bourrache, fleurs de violettes, de sureau, de tilleul, favoriser la sortie de l'éruption ; dans la petite vérole on pourra, à l'aide d'un emplâtre convenable, prévenir presque sûrement les marques et cicatrices qui en sont la conséquence ordinaire.

Inutile d'insister plus longtemps sur cet ordre

des affections cutanées qui sont connues de tout le monde et ne rentrent pas directement dans notre sujet.

14e *Observation.*

ROUGEOLE RENTRÉE

Je ne ferai que citer ici les merveilleux succès que j'ai obtenu dans un grand nombre de cas, au moyen de l'*essence de moutarde* plus ou moins étendue, suivant les cas, et qui, jointe à une médication convenable, m'a bien des fois paru produire une véritable résurrection, tant les cas paraissaient désespérés.

Je pourrais entre autres citer comme exemple, l'enfant Picquet, rue du Cloître-Saint-Méry. A la suite d'une éruption de rougeole arrêtée dans son évolution, une fièvre cérébrale et des convulsions s'étaient déclarées; le pouls marquait 140 pulsations ; la mort paraissait imminente ; quand on vint me chercher pour la première fois, moi-même je jugeai le cas désespéré; je n'en fis pas moins pratiquer de larges *onctions à l'essence de moutarde*, j'instituai une médication intérieure appropriée, et, à mon grand étonnement, je l'avoue, l'enfant guérit parfaitement et se porte aujourd'hui aussi bien que possible.

TROISIÈME CATÉGORIE.

MALADIES DE LA PEAU RÉCLAMANT A LA FOIS UNE MÉDICATION INTERNE OU GÉNÉRALE ET UNE MEDICATION EXTÉRIEURE.

Cette catégorie, qui comprend la plupart des maladies de la peau proprement dites, se subdivisera en trois ordres; le concours des deux méthodes sera nécessaire pour plusieurs motifs;

ainsi, le traitement intérieur, autrement dit général, aura pour but de combattre la viciation du sang ou des humeurs, et d'empêcher le transport de la maladie sur des organes internes. Quant au traitement externe, il aura pour résultat de ramener la peau dans son état normal, de lui rendre sa souplesse, de rétablir la fonction sudorifique, de calmer les douleurs ou les démangeaisons, etc.

PREMIER ORDRE.

MALADIES GUÉRIES PAR L'EMPLOI D'UNE MÉDICATION GÉNÉRALE ACIDE ET L'USAGE DE TOPIQUES CALMANTS.

Démangeaisons.

Dans les cas actuels, pas d'éruption dartreuse proprement dite ; parfois quelques élevures, qui ne sont suivies de croûtes que si le malade vient à excorier le sommet de ces saillies ou papules en se grattant ; alors, selon la profondeur de ces excoriations et la constitution du malade, les croûtes seront à peine jaunâtres, ou bien colorées en brun, par un mélange de sang ; ces saillies peuvent varier de la largeur d'un grain de millet à une surface égale à celle d'une pièce de deux francs ; les démangeaisons qui les accompagnent vont quelquefois jusqu'à occasionner de véritables accès de démence ; elles peuvent n'occuper que quelques parties du corps, comme elles peuvent s'étendre à toute l'enveloppe cutanée.

SYNONYMIE MÉDICALE : *Prurigo* mitis, formicans, senilis, pudendi, scroti, podicis, latens, pédiculaire, herpétique, arthritique ; *lichen* simplex, strophulus, tropicus, pilaris, lividus, circumscriptus, gyratus, urticatus, inveteratus, agrius, urticaire, etc.

Voilà bien des variétés et des mots ; — voulez-vous en savoir le résultat pratique? le voici en quatre lignes empruntées au grand livre de M. Bazin : « LE TRAITEMENT QUE NOUS AVONS INDIQUÉ POUR LE PRURIGO EST APPLICABLE AU LICHEN ; nous renvoyons au paragraphe précédent pour l'énumération des moyens destinés à combattre le lichen herpétique. » Ainsi, après s'être évertué à créer *vingt espèces ou variétés*, lorsque le moment de l'application pratique est arrivé, M. Bazin ne reconnaît plus *qu'une seule* espèce de lichen qui se traite comme la *seule espèce* de prurigo ! Tout cela ne fait donc qu'une seule et même espèce de maladie.

C'est la montagne accouchant d'une souris.

D'autant plus que ce traitement lui-même se réduit à bien peu de chose ; car M. B. dit expressément ceci : « Le principe herpétique (du prurigo) ne sera réellement attaqué d'une manière efficace que par l'usage des eaux de Plombières ou de Bourboule, qui contiennent une certaine quantité d'arsenic. »

Si c'est l'arsenic de ces eaux minérales qui guérit le lichen ou le prurigo, pourquoi ne pas le donner immédiatement aux malades ?

Comme si tout le monde pouvait aller à Plombières ou à Bourboule, avec M. Bazin, — ou à Louesche, où M. Hardy, lui, envoie ses malades!

N'allez pas croire que même l'usage des eaux minérales guérisse le lichen ou le prurigo de M. Bazin — lui-même écrit les lignes suivantes : « *Le principe présente une ténacité remarquable et une fâcheuse tendance à récidiver ; il persiste indéfiniment, se généralise et dure souvent jusqu'à la dernière période de la diathèse herpétique*, » c'est-à-dire du malade!

Croyez-vous que nous exagérions, au commencement de cet ouvrage, en parlant de chaos et de confusion !

Avec le traitement que nous avons institué nous n'avons trouvé que peu de cas rebelles ; en quelques jours une amélioration notable se fait sentir et la médication convenablement continuée amène une guérison presque certaine. Ce traitement consiste dans l'emploi des acides à hautes doses : tantôt il faut donner la préférence à l'acide citrique, tantôt à l'eau de Rabel, tantôt à l'alcool nitrique, selon les individus (1); il en est de même des doses à administrer; la pommade est à base de chloroforme, de cyanure de potassium et de camphre, dont les proportions doivent aussi varier selon la susceptibilité de la peau, l'intensité de la maladie, etc.

15e *Observation.*

DÉMANGEAISONS.

Mme P..., femme d'un fabricant de bronze, est atteinte depuis six ans de démangeaisons telles, qu'elle dit n'avoir pas dormi depuis lors une seule nuit; elle se gratte avec rage; toute la peau est labourée par les ongles, qui sont usés par ce frottement continu. Mme P... est dans un état de maigreur épouvantable, elle semble n'avoir plus de force que pour se gratter; elle a épuisé les ressources de tous les spécialistes.

Dès la première nuit, après le commencement du traitement, Mme P... a pu dormir six heures consécutives; quinze jours après, elle ne ressentait plus la moindre

---

(1) Voici la formule du Rob dans lequel nous prescrivons les acides dont il s'agit :

Prenez :

Rac. de d. amère.	6 kilog.	Eau.	15 kilog.
— de Berbéris .	1,500 gr.	Pulpe de tamarin.	1,500 gr.
Mûres	1,500 »	Racine de calaguala	1,250 »
Miel blanc.	8,000 »	Racine d'asclépiade .	400 »

Faites bouillir jusqu'à réduction à 12 kilogrammes; passez; ajoutez : levûre de bière, 60 grammes, et laissez fermenter à une température de 15 à 20 degrés pendant le temps nécessaire.

démangeaison; la guérison s'est maintenue depuis dix mois.

Je pourrais citer un grand nombre de cas semblables; l'extrême ténacité de ces sortes de maladies m'y autoriserait, au besoin. Je ne ferai que copier textuellement les détails suivants qui m'ont été adressés par une personne dont je n'avais entrepris le traitement que depuis quelques jours (janvier 1864):

« Tourmenté par des démangeaisons très-vives aux parties sexuelles, je vis un médecin qui me prescrivit du sirop de salsepareille composé, des bains d'amidon, de son, des frictions avec des pommades au soufre, calomel, précipité blanc, etc.; n'éprouvant aucune amélioration au bout de quatre mois, je vis M. Bazin — après examen il me déclara que j'avais un *eczéma du scrotum.* Voici son ordonnance:

1. Tous les matins une tasse de tisane de douce-amère sucrée avec du sirop de fumeterre.
2. Avant chaque repas une cuillerée à bouche du sirop de saponaire additionnée de bi-carbonate de soude (6 gr. sur 500).
3. Tous les deux jours bains d'amidon à l'hydrofère.
4. Couper le vin avec l'eau de Vichy.
5. Onction avec une pommade au calomel.
6. Lotion avec eau de graine de lin et glycérine.

J'ai suivi ce traitement pendant quatre mois au bout desquels je n'étais pas plus avancé qu'auparavant. Je cessai donc et vis le docteur Gratiot. Il me prescrivit à l'intérieur de l'iodure de baryum, à l'extérieur des applications de compresses d'acide cyanhydrique si j'ai bonne mémoire, un glycérolé sédatif, de la teinture d'iode et des cataplasmes de navets! Cela ne dura pas longtemps, car à tort ou à raison les navets m'avaient ôté toute confiance. J'allai voir Ricord, après examen ce n'était pas un eczéma, mais un *petit* prurigo qui me faisait souffrir. Il me fit prendre 12 gouttes de liqueur de Fowler dans 3 verres de tisane de pensées sauvages sucrée avec du sirop de gentiane additionné de bi-carbonate de soude, 3 pilules d'extrait d'aconit, lotions avec 12 grammes de borax pour un litre d'eau. J'ai suivi le traitement eomme c'est mon habitude avec l'exactitude la plus scrupuleuse, pendant 6 mois je n'ai pas, ni dans le cours, ni après le traitement, éprouvé le moindre soulagement.

J'ai toujours protesté *en ce qui me concerne* contre l'usage des bains et des lotions; mais Ricord ne me répondait qu'une chose: continuez! Le cinquième mois survint une éruption excessivement douloureuse dans la région de l'anus; il m'ordonna un lait d'amandes avec un gramme de bichlorure d'hydrargyre: il m'est impossible de donner une idée des souffrances que j'ai endurées pendant trois semaines. Enfin la crise étant à peu près passée, je fus le voir, car mes démangeaisons me tourmentaient toujours quoique la peau ne parût que très-peu malade — il voulut me persuader que j'étais guéri, que mon mal siégeait plutôt dans mon imagination, et me renvoya en plaisantant. Huit jours après je souffrais de plus belle, et de plus j'étais complétement découragé, sans espoir, sans confiance dans la médecine, je me mis à chercher moi-même. J'achetai les pommades préconisées contre cette affection, aucune ne me réussit, j'ai bu des sirops Larrey, des robs, etc., rien n'a fait, lorsqu'enfin mon frère me donna l'adresse de M. Bonnière, qui a guéri un de nos amis d'une affection de peau contre laquelle tous les médecins avaient échoué.

J'ai vu M. Bonnière et en 3 jours mes démangeaisons ont presque totalement disparu. EUG. ROM......

DEUXIÈME ORDRE.

MALADIES GUÉRIES PAR L'EMPLOI D'UNE MÉDICATION AMMONIACALE, ET L'USAGE EXTERNE DE POMMADES SUBSTITUTIVES.

Dartres, gourmes, éruptions de sang, etc.

Cet ordre comprend toutes les dartres proprement dites. On pourrait les subdiviser en deux grandes classes, les dartres sèches et les dartres humides; mais cette division n'aurait pas d'intérêt pratique, car, de l'aveu même des auteurs, à la longue, les dartres humides se convertissent en dartres sèches et leur ressemblent tellement qu'on est obligé d'interroger les malades pour savoir si, au début, il y avait ou non sécrétion ; au reste, toujours de leur aveu, le traitement des dartres humides anciennes est le même que celui des dartres sèches.

Pour nous toutes ces maladies sont dues à une seule et même cause : l'altération *du sang ou des humeurs;* pour la facilité seule de la description, nous admettrons les deux formes, sèche et humide.

Description des dartres humides au début. — Sur un ou généralement sur plusieurs points du corps se manifestent des taches rouges, plus ou moins rapprochées, plus ou moins larges; la peau paraît épaissie aux endroits correspondants; généralement le malade y ressent un peu de chaleur ou de démangeaison ; puis, sur un point quelconque de ces taches, l'épiderme se soulève et forme une légère saillie ; ce soulèvement est plus ou moins étendu, il peut varier de un à quinze millimètres de diamètre. Si l'on vient à inciser l'épiderme ainsi soulevé, on constate la présence d'un liquide tantôt aqueux et limpide (vésicules, bulles), quelquefois teinté en rouge sombre par des stries sanguinolentes (*certaines bulles*), d'autres fois constitué uniquement par du pus (pustules).

Plus tard des croûtes d'apparences diverses remplacent l'épiderme ; ce sont tantôt de simples lamelles de couleur gris jaunâtre ou blanches, tantôt des croûtes d'un jaune clair et transparent, d'un jaune sale, d'un brun noirâtre, etc.; si on les enlève on trouve au-dessous d'elles une surface rouge, sécrétant une humeur analogue à l'humeur primitive, laquelle se concrète à son tour pour former de nouvelles croûtes ; en dernier lieu, les liquides sont peu abondants, quelquefois même imperceptibles ; on ne reconnaît leur présence que par une formation croûteuse lente : dans ce dernier état, de l'avis des auteurs, il est impossible de les distinguer des dartres sèches au début.

Qui n'a vu se développer une bulle remplie d'un liquide plus ou moins transparent, sur les points frappés de brûlure ? —C'est l'image exacte mais amplifiée du développement d'une dartre humide ; nous en retrouvons un exemple aussi frappant dans la formation de la large bulle provoquée par l'application d'un vésicatoire. En effet, que fait-on, dans ce dernier cas ? On met en contact avec la peau des substances irritantes, telles que les cantharides ; au bout d'un temps généralement assez court, la peau rougit, puis mille petites vésicules se développent, s'agrandissent, se confondent les unes avec les autres pour ne constituer plus qu'une large bulle, si la préparation employée a été assez irritante et l'application assez prolongée.

La formation des dartres s'opère de la même manière ; seulement, au lieu de provenir du dehors, la matière irritante a été amenée à la peau par une poussée dépurative des humeurs. Comme nous l'avons déjà répété à dessein, la peau est l'organe le plus employé par l'économie pour l'élimination des produits morbides contenus dans l'intérieur du corps. Le principe herpétique est donc poussé vers la peau et excrété par les glandes sudorales ; mélangé à toute la masse du sang, il ne désorganisait pas les tissus à cause de sa trop grande dilution ; mais dans la cavité et à l'extrémité des glandes cutanées, il se trouve beaucoup plus concentré ; en outre, il y séjourne plus longtemps, assez longtemps enfin pour déterminer une irritation de la partie superficielle du derme ou du corps muqueux, puis la formation de vésicules, bulles ou pustules ; car le liquide contenu variera avec les individus, avec les tempéraments.

La théorie que nous présentons aujourd'hui

permet de comprendre exactement le mode de formation des dartres, et de rapprocher sous une seule dénomination une foule de maladies, regardées jusqu'à ce jour comme entièrement distinctes.

Le mode de formation des dartres sèches est exactement le même : il n'y manque que le liquide sous-épidermique trop peu abondant pour former collection, comme dans les cas précédents, mais existant toujours. Ainsi nous sommes consulté par un malade porteur d'un psoriasis, au dire de diagnostics portés par *tous* les spécialistes de Paris, sans exception ; pour eux le psoriasis est le type des dartres sèches ; et cependant, en appliquant une lamelle de verre sur une plaque de la maladie dépouillée de ses croûtes, nous avons pu montrer au malade, sous le foyer du microscope, une infinité de petites gouttelettes de sérosité ; ce fait est d'autant plus probant, que la maladie datait de huit années.

A quoi tient donc cette différence de sécrétion, selon les personnes ?

Nous pouvons poser comme RÈGLE GÉNÉRALE que **plus la constitution est saine,** *à part le vice dartreux*, **moins les sécrétions seront abondantes et de mauvaise nature.**

Ainsi, chez les personnes d'un tempérament sanguin, d'une constitution saine et robuste, on ne trouve presque constamment que des dartres sèches; on peut dire qu'elles sont l'apanage d'une bonne santé;

Les dartres humides vésiculeuses s'observent plutôt sur les personnes légèrement lymphatiques que sur les tempéraments nerveux ou bilieux;

Les larges bulles indiquent toujours une altération profonde de l'économie tout entière, une sorte de décomposition du sang; leur gravité par suite est toujours considérable;

La présence du pus dans une éruption dargieuse est l'indice d'un tempérament lymphatique exagéré, de la scrofule ou de la syphilis.

Ces données paraissent bien simples; si l'on se donnait la peine de faire un résumé synthétique des faits disséminés dans les auteurs, on arriverait à peu près aux mêmes conclusions, sans qu'ils paraissent s'en douter; mais ce travail serait trop long et les limites que nous nous sommes imposées ne nous permettent pas de l'entreprendre. (*Voir* page 63.)

Nous avons été amené à formuler cette théorie par l'observation des résultats pratiques que nous obtenions au moyen d'une médication dont l'*ammoniaque* constitue une partie importante (1).

Nous savons que l'ammoniaque est l'antidote le plus puissant des virus ou des venins ; — nous savons aussi qu'elle provoque une transpiration abondante : elle devait donc agir de quatre manières distinctes :

1° Provoquer une transpiration abondante, de manière à diluer les matières irritantes de la sueur dartreuse et par conséquent amoindrir leurs effets ;

2° Probablement détruire directement leur action *irritante* par une réaction chimique;

3° Rendre à la peau sa souplesse dans les périodes ultimes de la maladie, par suite de la transpiration qu'elles occasionnent;

4° En raison même de cette exagération su-

---

(1) Voici la formule du rob dépuratif dans lequel l'ammoniaque doit être prise :

Salsepareille. . . .	4,500 gr.	Pulpe de tamarin .	3,000 gr.
Squine.	3,000 »	Écorce de buis. . .	1,500 »
Gaïac	3,000 »	Rhus toxicodendron	500 »
Sassafras	3,000 »	Miel.	15,000 »
Mezéréon.	750 »	Eau.	20,000 »

Faites bouillir jusqu'à réduction à 20 litres; passez; ajoutez : levûre de bière, 100 grammes, et laissez fermenter à une température de 15 à 20 degrés pendant le temps convenable.

Ce rob doit être préparé en assez grande quantité (20 litres au moins), afin d'obtenir une fermentation convenable.

dorale, éliminer plus rapidement les matières viciées du sang ou des humeurs, qui auraient échappé à son action chimique directe (par suite de l'impossibilité de faire passer dans le torrent circulatoire une assez grande quantité d'ammoniaque, pour obtenir cette neutralisation directe).

DANS TOUS LES CAS, IL FAUT TOUJOURS TENIR COMPTE DE L'ÉTAT GÉNÉRAL DU MALADE, **et diriger contre les complications les médications appropriées :** *ainsi l'affaiblissement général, indiqué par les larges bulles, exigera des médicaments reconstituants; la présence du pus nécessitera le recours à l'huile de foie de morue, aux amers, concurremment avec la médication antidartreuse.*

Le traitement externe a pour but de ramener à son état normal la peau altérée dans sa structure par la maladie dartreuse.

16e *Observation.*

DARTRES SÈCHES.

(Psoriasis des auteurs.)

M. Mouton, commissionnaire en vins, portait depuis cinq années une dartre sèche (dite psoriasis), pour laquelle il s'était fait traiter par presque tous les spécialistes de Paris, sans aucun succès; mon traitement, exactement suivi pendant trois mois, l'en a complétement débarrassé, et depuis deux ans, rien n'a reparu. Pour m'en témoigner sa reconnaissance, il m'a autorisé à citer son nom, et dernièrement encore, il m'adressait un de ses amis, aujourd'hui en traitement et presque guéri d'une maladie semblable.

17e *Observation.*

DARTRE HUMIDE ANCIENNE.

(Eczema chronique.)

1° M. Marchont, fabricant à Rouen (Seine-Inférieure), est atteint depuis dix ans d'une dartre occupant la totalité du corps, à tel point qu'il ne peut ni s'asseoir, ni marcher, et que la vie lui est devenue véritablement insupportable ; il a épuisé toutes les médications et finit par s'adresser à moi.

M. M... est d'un tempérament lymphatique exagéré : il n'a jamais été atteint de maladies d'origine suspecte. Jusqu'à l'âge de 25 ans, sa santé a toujours été parfaite; c'est à cet âge que remonte l'origine du mal.

Lorsque M. Marchont se présente à nous, nous trouvons un homme considérablement amaigri; la peau de la face, celle des mains sont recouvertes de lamelles blanchâtres qui se détachent avec la plus grande facilité et laissent à découvert une surface rouge, fendillée, crevassée aux points correspondants aux plis de la peau; ces crevasses laissent suinter un liquide séro-purulent, strié de sang, qui ne tarde pas à se concréter et à former des croûtes d'un jaune noirâtre; ailleurs, à peine tombées, les lamelles sont remplacées par d'autres de même nature qui ne tardent pas à subir le même sort; si M. Marchont ôte son chapeau il sème autour de lui une grande quantité de ces lamelles, et ses mains en déposent sur tous les objets qu'il touche ; on conçoit aisément que, dans une pareille position, la vie lui soit réellement devenue odieuse.

Il n'est pas de traitement qu'il n'ait suivi ; il a, me dit-il, dépensé plus de vingt mille francs tant en frais de médicaments qu'en honoraires de médecins; il a suivi jusqu'à trois stations d'eaux minérales dans une seule année.

Je commençai à instituer ma médication ammoniacale le 15 janvier 1860 ; en même temps j'attaquai le vice lymphatique par les moyens appropriés et j'ordonnai un régime fortement réparateur; au bout de deux mois un mieux sensible se manifestait, les crevasses des plis du corps se cicatrisaient, la peau était moins rouge, moins luisante après la chute des lamelles; je commençai alors le traitement extérieur.

M. Marchont continua simultanément les deux médications jusqu'au mois de mai, sous mes yeux, à Paris; à cette époque l'amélioration était telle qu'il put retourner à Rouen reprendre ses travaux, tout en continuant son traitement. Au mois de septembre, la guérison était complète. J'engageai cependant M. Marchont à reprendre, chaque année, au mois de janvier, la médication intérieure et à la continuer pendant deux mois, conseil qu'il suivit exactement jusqu'à présent; depuis l'époque de sa guérison, M. Marchont n'a pas revu de traces de sa terrible maladie, et, malgré le lymphatisme dont il est atteint, tout porte à croire que cette guérison est définitive et qu'il n'y aura pas de récidive. Dans sa reconnaissance, M. Marchont m'a autorisé à publier son nom et cette observation d'une maladie que, fort heureusement, on voit rarement portée à un tel degré d'étendue et d'intensité.

18e *Observation.*

DARTRE HUMIDE DE LA FACE.

2° Mlle X., vingt-deux ans, d'un tempérament lymphatique, porte sur la face une maladie de la peau datant de deux ans. Les joues sont recouvertes de croûtes d'un gris jaunâtre, peu adhérentes; au-dessous de ces croûtes se trouve une surface d'un rouge vif, qui laisse suinter du pus, lequel ne tarde pas à se concréter en croûtes semblables à celles qu'on vient d'enlever; sur le cuir chevelu on voit çà et là quelques plaques semblables; la santé générale est bonne.

J'institue ma médication ammoniacale; je combats le vice lymphatique par les moyens convenables; je fais appliquer à demeure un vésicatoire au bras; et, en deux mois, *sans application de remèdes externes*, croûtes, pus, rougeur de la peau, tout avait disparu, sans laisser de traces !...

Ce fait, à lui seul, prouverait l'efficacité de la médication ammoniacale, jointe à un régime convenable, et je pourrais citer cent cas semblables !...

J'hésite à vous donner la nomenclature des

maladies décrites dans les auteurs et rentrant dans l'*ordre* de lésions cutanées que nous venons d'esquisser; je ne le fais que pour fournir une nouvelle preuve, à l'appui de ce que j'avançais au commencement de cette brochure, sur la confusion extrême du langage dermatologique.

Synonymie médicale. *Eczema* impetiginodes; solare, rubrum, simplex, uni-squammosum, lichenoïde, herpétiforme, psoriasiforme, amorphe, nummulaire, fendillé, fugax, perstans, palmaire, plantaire, arthritique, figuratum, sparsum, diffusum, pilaris, capitis, mammosum, scroti, aurum, ani, frontis, varicosum, herpeticum, de l'ombilic, des pieds, scrofuleux.

Herpes squameux humide, orbiculaire, centrifuge, lichénoïde, labialis, præputialis, vulvaris, zona, phlycténoïde, hydroa, erysipelas pustulosum, zoster, hydroa vésiculeux, vacciniforme, bulbeux.

Erythema fugax, læve, marginatum, papulatum, tuberculatum, nodosum, varicosum, intertrigo, centrifuge, acrodynique, pellagreux, rodens, circinnatum, paratrime, pernio, scarlatiforme, mamelonné, copahique, vésico-pustuleux, en gouttes rosées, œdémateux, papulo-tuberculeux, arthritique, induré.

Sycosis tuberculeux, pustuleux, menti, capilliti, arthritique, artificiel, pilaris, impetigo sycosiforme, varus mentagra, *pityriasis* rubra, maculata, circinnata, pilaris, simplex, rubra, herpétique, furfuraceus volatil, capitis, alba, nigra, rosé, pannus.

Psoriasis diffusa, infantilis, labialis, palmaria, ophthalmica, præputialis, scrotalis, senilis, gyrata, dorsalis, unguium, lepra nigricans, alphoïdes, guttata, inveterata, agria, capitis, de la face, du tronc, centrifuge, plantaire, orbiculaire, punctata, nummulaire, simplex, herpétiforme.

Herpes squameux lichénoïde, herpes furfureux arrondi, psoriasis arthritique, circinné, général.

Pemphigus aigu, pompholix, pemphyx, hydroa, exanthema bullosum ; morbus vesicularis, phlyctenodes, affectio scorbutica vesiculosa ; febris bullosa ; pemphygodes, erysipelas vesiculosum ; pemphigus solitaris, diuturnus, successif, confluent ;

Rupia simplex, compositum, proeminens, non proeminens, escharrotica, senile, infantile ;

Lupus vorax, érythemateux, herpes crétacé, lupus acnéique, tuberculeux, solitaire, hypertrophique, molluscum, lupus terebrans, eczémateux, etc., etc. !!!

Environ cent soixante-dix espèces ou variétés !

Ai-je besoin d'insister plus longtemps sur une pareille nomenclature; ceux-là même qui ont inventé tous ces noms plus ou moins barbares, semblent avoir perdu le fil de leur labyrinthe et ne s'y retrouvent plus ; ce qui amène chaque jour des discussions qui seraient fort amusantes si elles n'étaient pas si tristes.

Je ne veux prendre qu'un exemple : l'*hydroa* créé par M. Bazin ne diffère en rien du *pemphigus* aigu, admis par lui, dans un autre volume, comme maladie distincte.

Pour nous le *lupus* et le *rupia* sont les *pemphigus* des scrofuleux ou des syphilitiques : la tendance ulcérative de ces diathèses se joint à la maladie dartreuse, et imprime aux manifestations de celle-ci leur cachet particulier, scrofuleux ou syphilitique.

Dans ce cas il est évident que le traitement ne doit pas être dirigé uniquement contre la maladie dartreuse, mais qu'on doit attaquer en même temps les diathèses scrofuleuse ou syphilitique.

Croirait-on que M. Bazin vienne formuler la proposition suivante :

« *Le traitement ne doit subir aucune variation, quel que soit le tempérament d'un scro-*

fuleux, d'un arthritique, d'un herpétique. »

Une telle proposition est-elle soutenable, et n'est-elle pas en contradiction flagrante avec celle-ci, émise neuf pages auparavant par le même auteur :

« *Une même affection ne présente-t-elle pas une physionomie toute différente, des allures toutes particulières,* **suivant les individus,** les circonstances étiologiques, épidémiques,.... physionomie ; allures que sont impuissantes à expliquer l'anatomie, la physiologie, l'hygiène ? »

J'enregistre l'aveu : *une même maladie présente des allures différentes suivant les individus.*

Je pourrais, comme je l'ai déjà fait, trouver dans l'unicité réelle du traitement dirigé contre les manifestations dartreuses (abstraction faite des médications instituées contre les affections concomitantes), et dans son efficacité, un nouvel argument en ma faveur ; mais je pense avoir été assez explicite et je m'arrête ici, laissant de côté toute question théorique, pour vous montrer les résultats curatifs auxquels sont arrivés les dermatologistes, et pour cela nous intitulerons ce chapitre :

INCURABILITÉ DES MALADIES DE LA PEAU

Proclamée par les spécialistes modernes.

Démangeaisons sans éruption (prurigo sans papules). — « Maladie toujours très-rebelle ; je l'ai vue persister indéfiniment. » (Cazenave.)

« Il est plus difficile à guérir que le prurigo papuleux ; c'est un des écueils des dermatologistes ; les agents ordinaires sont le plus souvent insuffisants. » (Devergie.)

« Son pronostic est d'une grande gravité ; peut jeter les malades dans le marasme et les pousser au suicide. » (Hardy.) (**Voir la 15e obs.**)

Démangeaisons avec éruption (Lichen, prurigo.)— « **Le lichen** constitue une affection tenace, qui RÉSISTE **aux agents thérapeutiques dont nous disposons,** RÉCIDIVE **quand nous avons été assez heureux** pour la faire disparaître, et enfin s'accompagne quelquefois d'un prurit atroce, désespoir des médecins. » (Bazin.)

« Les moyens de traitement sont souvent insuffisants. » (Hardy.)

« Maladie toujours excessivement rebelle; dans quelques cas, elle est incurable. » (Cazenave.)

« C'est une des affections les plus tenaces, les plus soutenues, et à forme le plus chronique. —

Le lichen est réellement, de toutes les maladies de la peau, la plus tenace, la plus cruelle et la plus difficile à guérir. » (M. Devergie.)

Erythème. — « Reflet d'un état général de l'économie, affection sérieuse, devant faire craindre l'apparition de *nouvelles manifestations cutanées plus rebelles et plus graves* dans un intervalle de temps plus ou moins éloigné. » (M. Bazin.)

(Comment! monsieur Bazin, vous admettez que l'état général qui produit aujourd'hui un érythème, pourra produire demain une autre maladie de peau plus rebelle et plus grave?

Mais nous voilà parfaitement d'accord.)

Herpès. — « On sait qu'elle est sujette à récidiver. » (M. Bazin.)

Herpes præputialis. — « Affection souvent des plus rebelles. — Je l'ai vue résister à tous les moyens employés pour la combattre. » (M. Cazenave.)

Eczéma. — « Chez les adultes, *peut* guérir, **mais les récidives sont en quelque sorte fatales**; — chez les vieillards, souvent l'éruption ne disparaît jamais complétement. » (M. Hardy.)

« Sa ténacité est telle *qu'il n'est pas possible d'en prévoir la durée.* » (M. Devergie.)

Eczéma chronique. — « Peut durer un temps illimité. » (M. Cazenave).

Eczéma rubrum. — « Récidive avec une grande facilité. — D'ailleurs le malade est exposé à des récidives *ou à l'apparition d'herpétides chroniques.* » (M. Bazin.) (**Voir la 18e obs.**)

Ainsi *la même cause, qui a produit hier l'eczéma, peut demain produire d'autres dartres ou herpétides.*

Il est vrai que le même auteur a dit aussi :

« Le lichen peut se transformer sur place en une autre affection : c'est ainsi que le lichen agrius se transforme *in situ* en mélitagre, et le lichen squameux en psoriasis. » (Bazin.)

(Décidément je crois avoir volé à M. Bazin ma théorie des dartres.)

Impetigo. — « Quelquefois maladie tenace, *désespérante par sa durée*, d'un aspect repoussant. » (M. Cazenave.)

Lupus. — « Le pronostic est toujours fâcheux. » (M. Devergie.)

« Le pronostic est toujours grave. » (M. Hardy.)

« Marche lente, durée fort longue ; quelquefois la carie des os se produit et marche avec une rapidité désespérante. » (M. Bazin.)

« Toujours une maladie grave, extrêmement

tenace. » (M. Cazenave.) (**Voir la 18e obs.**)

Pemphigus. — « Pronostic, en général, grave ; la guérison est une exception très-restreinte, et la maladie a presque toujours une issue fatale. » (M. Cazenave.)

Pemphigus des nouveau-nés. — « La mort ne tarde pas à arriver. » (M. Hardy.)

Bulbeux successif. — « Il est rare de lui voir une issue favorable. » (M. Hardy.)

Ecthyma. « Pronostic toujours grave. » — La mort étant la terminaison la plus fréquente. (M. Hardy.)

(Que vous disais-je ? l'ecthyma est la dartre humide des individus cachectiques ou épuisés.)

Rupia. « Pronostic toujours grave : il reflète une constitution altérée. » (M. Devergie.)

« Affection toujours opiniâtre » (M. Cazenave.)

Mentagre. — « Présente souvent une opiniâtreté désolante. Il faut, en général, ne pas se hâter de promettre une guérison qui peut se faire longtemps attendre. » (M. Cazenave.) (**V. 12e obs.**)

Teigne. — « Toujours maladie grave par sa ténacité, son caractère contagieux. » (M. Cazenave.) (**Voir la 17e obs.**)

« La teigne est difficile à guérir dans les basses classes de la société. » (Hardy.)

« C'est une affection cutanée de plus rebelles aux traitements. » (M. Devergie.) (**Voir les 9e et 10e obs.**)

Psoriasis. — « Maladie sérieuse par la FATALITÉ de ses récidives. »

« Le pronostic des psoriasis herpétiques est très-fâcheux. » (M. Hardy.)

« Récidives inévitables. » (M. Bazin.)

« Le psoriasis ne pardonne guère ; il tend sans cesse à récidiver. » (M. Devergie.)

« Accidents fâcheux dans la vie. **Il n'est peut-être pas de maladie plus rebelle, plus difficile à guérir, plus sujette à récidive;** tellement sujette à récidives, qu'on a pu la regarder comme incurable. » (M. Cazenave). (**Voir la 16e obs.**)

Il résulterait de tout ceci que les dartres sont des maladies incurables ou à peu près, qu'il en existe environ de quatre cents variétés, genres ou espèces, et qu'une fois dartreux on en a pour la vie à craindre de nouvelles éruptions !

C'était vraiment bien la peine de s'évertuer à baptiser si bien des individus mort-nés!

DES BAINS.

On sera peut-être étonné de ne nous avoir pas vu, dans cet opuscule, préconiser une seule fois les *bains ;* cette abstention a une raison bien simple.

Il résulte de ce que nous avons dit que :

1° Les maladies de la peau faisant partie de la catégorie des dartres, sont dues à un vice du sang ;

2° Que les manifestations cutanées sont un acte dépuratif de l'économie, qui chasse par là les humeurs malsaines du corps ;

3° Que l'on ne peut sans risquer une répercussion fâcheuse, quelquefois mortelle, faire *rentrer* une dartre sortie ou arrêter l'acte expulsif ; car alors le mouvement dépuratif se porte sur les organes importants de l'économie humaine et la maladie de la peau se change en maladie viscérale grave.

Or, les bains n'agissent qu'extérieurement ; s'ils paraissent guérir la peau, ce n'est qu'en refoulant à l'intérieur les principes morbifiques ; il est donc de la plus simple prudence de s'en abstenir ; au reste, la guérison qu'ils paraissent procurer ne peut être qu'éphémère, *et je défie qui que ce soit de m'amener un seul malade dartreux, guéri définitivement par le secours exclusif des bains minéraux naturels ou artificiels.*

DES MALADIES CUTANÉES PROVOQUÉES.

On peut *obtenir* artificiellement la plupart des

maladies cutanées ; on comprendra sans peine que nous ne les ayons pas fait rentrer dans le cadre de ce livre ; nous ne pouvons même comprendre comment un dermatologiste ait pû s'occuper sérieusement de ces maladies; elles rentrent dans le domaine de la chirurgie et non dans celui de la dermatologie.

DES MALADIES DES MEMBRANES MUQUEUSES D'ORIGINE DARTREUSE.

Les lésions que nous avons étudiées sommairement dans la catégorie des dartres peuvent siéger sur toutes les muqueuses (1) et en particulier sur celles de la bouche et des parties génitales : il n'est pas rare aussi de les observer sur les paupières, où elles constituent une difformité très-désagréable à cause des croûtes qu'elles occasionnent et de la chute consécutive des cils.

Si ces maladies siégeaient à la peau, on n'hésiterait pas à les classer parmi les dartres ; malheureusement jusqu'à ce jour on a négligé leur étude et on leur a assigné une tout autre origine ; mais la meilleure preuve que ce sont bien des

(1) On donne le nom de *muqueuse* à cette membrane fine le généralement rosée qui tapisse les paupières, les lèvres, la bouche, etc.; on doit la regarder comme une peau interne ; au reste, elle a à peu près les mêmes caractères anatomiques que la peau proprement dite.

dartres, c'est que notre traitement antidartreux en fait promptement et sûrement justice (1).

Quant aux maladies herpétiques des parties génitales, elles méritent, par leur importance et l'oubli dans lequel on les a laissées, une description spéciale ; nous prendrons comme exemple les ulcérations du col de la matrice, de toutes les plus fréquentes ; ce que nous en dirons s'appliquera aux dartres des autres muqueuses.

DES ULCÉRATIONS DU COL DE LA MATRICE D'ORIGINE DARTREUSE.

Si les ulcérations du col se développaient, disions-nous, sur une partie quelconque de l'enveloppe cutanée, on leur donnerait avec raison le nom de dartres. Nous n'en exceptons que celles dues à l'action irritante d'un écoulement inflammatoire de l'utérus et celles qui dépendent d'un cancer du col ; le diagnostic de ces maladies est facile : les douleurs qu'elles occasionnent dans la partie même témoignent assez de leur existence, pour que je ne m'y arrête pas davantage.

Toutes les fois donc qu'on ne trouvera aucune

(1) Nous publierons prochainement une brochure sur ce sujet ; nous y démontrerons que la plupart des maladies chroniques des muqueuses : extinctions de voix anciennes, écoulements des narines et des oreilles, bronchites chroniques, etc., sont d'origine dartreuse.

trace d'inflammation violente de l'utérus, de nature bien franche, et quand il n'existera pas de cancer, on pourra affirmer que le prétendu ulcère n'est qu'une dartre utérine.

C'est ce qui explique les insuccès nombreux des traitements dirigés uniquement contre la maladie locale, des cautérisations simples au nitrate d'argent ou au fer rouge. En effet, dans ces cas, l'ulcération récidive presque toujours; le traitement antidartreux permet seul de s'en rendre maître à jamais.

Aujourd'hui même, 8 juin, au moment où j'écrivais ces lignes, j'ai pu constater encore un cas de ce genre.

Madame L...., 83, faubourg Saint-Antoine, vient me consulter pour des douleurs qu'elle éprouve dans le côté droit du ventre et dans les reins; elle est sujette à des pertes blanches abondantes. A la simple inspection du col de la matrice, je constate l'existence d'une ulcération que je n'hésite pas à déclarer de nature dartreuse, et à laquelle, grâce à mon expérience de ces sortes de maladies, j'assigne une ancienneté de dix-huit mois environ.—Madame L.... me répond qu'au mois de janvier 1862, elle a eu une dartre à la tête; que celle-ci était couverte de croûtes épaisses, à tel point qu'elle a été obligée de se faire couper les cheveux ; que cette dartre s'est guérie, à la suite d'applications d'une pommade dont j'ignore la nature; mais que, depuis cette époque, elle a éprouvé les douleurs utérines citées plus haut.

Ce fait, à lui seul, est probant : dartre du cuir chevelu ; rentrée de la dartre; répercussion sur le col de la matrice, production d'un ulcère sur cette partie. L'enchaînement de ces faits est aussi complet et aussi démonstratif que possible.

Ainsi donc, toutes les fois qu'une femme ressentira des douleurs vagues (quelquefois assez aiguës, surtout à l'approche des règles) dans les aines ou dans les reins ; un sentiment de pesanteur dans le bas-ventre ; quand ces douleurs seront accompagnées de *pertes blanches*, plus ou moins abondantes, surtout si ces pertes tachent le linge en jaune, on pourra affirmer qu'il existe une maladie de matrice d'origine dartreuse, et notre traitement général devra être institué si l'on veut prévenir à jamais le retour de la maladie. Inutile de dire qu'on aura recours en même temps à des cautérisations locales qui seront pratiquées avec des agents spéciaux et appropriés à chaque cas particulier.

PARIS. — IMP. GOUPY ET Cie, RUE GARANCIÈRE, 5.

TABLE

Paris. — Imp. V. Goupy et Ce, r. Garancière, 5.

www.ingramcontent.com/pod-product-compliance
Ingram Content Group UK Ltd.
Pitfield, Milton Keynes, MK11 3LW, UK
UKHW021627260726
13994UKWH00003B/1104

9 782329 117164